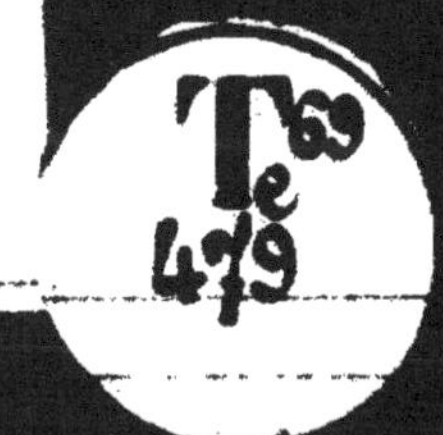

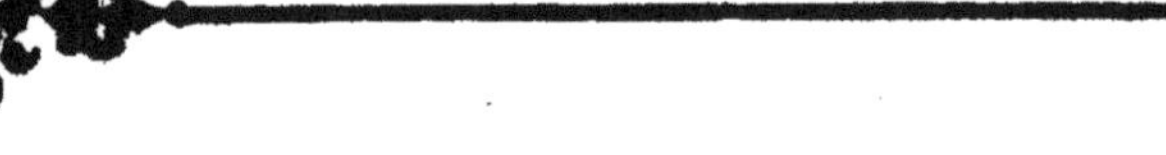

DE L'OPÉRATION

DE LA

CATARACTE

PAR

EXTRACTION

PAR

J. PECHDO

Docteur-Médecin à Villefranche

Membre de la Société Française d'Ophtalmologie

VILLEFRANCHE

IMPRIMERIE ET LIBRAIRIE DE PAUL CESTAN

1887

DE L'OPÉRATION

DE

LA CATARACTE

PAR

EXTRACTION

DE L'OPÉRATION

DE LA

CATARACTE

PAR

EXTRACTION

PAR

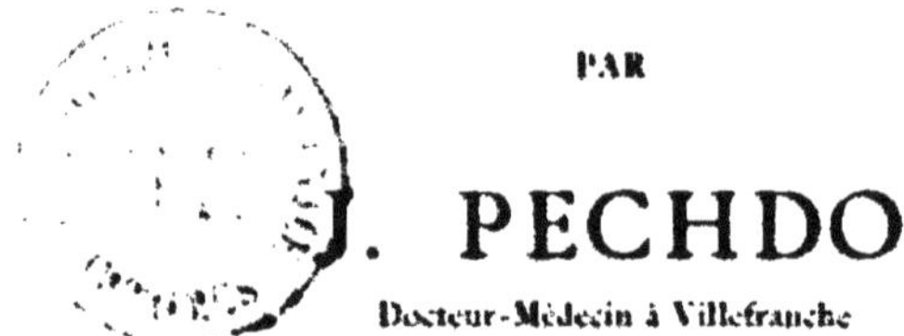

J. PECHDO

Docteur-Médecin à Villefranche

Membre de la Société Française d'Ophtalmologie

VILLEFRANCHE

IMPRIMERIE ET LIBRAIRIE DE PAUL CESTAN

1887

DE L'OPÉRATION

DE

LA CATARACTE

PAR

EXTRACTION

CONSIDÉRATIONS GÉNÉRALES

L'extraction de la cataracte, lorsqu'elle fut pratiquée pour la première fois, fut assurément une opération bien audacieuse et son auteur mérite une place à côté de nos chirurgiens contemporains si hardis cependant. Oser, en effet, traverser l'œil de part en part, cet organe si sensible croyait-on, détacher et extraire le cristallin, le siège même de la vue d'après Galien, tout indique chez Daviel une singulière audace, une bien grande confiance en lui-même et le plus grand mépris des idées reçues.

Aujourd'hui que, grâce à une connaissance plus exacte de l'organe et des dangers réels de l'opération, grâce aux travaux des maitres qui nous ont précédés, cette opération est devenue classique, facile d'ordinaire, et ne demande, par conséquent, aucune audace chez le chirurgien, elle n'en est pas moins encore des plus brillantes, une de celles où l'intervention médicale est le plus efficace et le plus réellement utile. En effet, quel résultat plus brillant peut-on voir ou rêver, dans l'art de guérir, que celui de rendre à la vie un organe mort en apparence depuis dix ans, vingt ans ou plus, un organe qui n'a jamais vécu (cataracte congénitale) en remplaçant la partie défectueuse, une lentille, par une lentille presque identique? Il est vrai que l'œil, moins la rétine, n'est qu'un instrument de physique et peut, par conséquent, être complété ou corrigé par un élément physique.

Le résultat de l'opération est d'autant plus heureux, que la cataracte ne saurait être guérie spontanément par la nature médicatrice qui fait le succès de tant d'autres remèdes. La guérison de la cataracte, sans intervention, est une exception si rare qu'on peut dire qu'elle n'existe pas ou peut être taxée de merveilleuse. A ce titre, de Wecker en cite un cas, dans son traité de thérapeutique oculaire :

Une personne fort âgée, atteinte de la cataracte, fut heureusement surprise de voir sa vue revenir d'un côté, après des prosternations dans une église. Le ligament pectiné suspenseur du cristallin sclérosé, comme le cristallin lui-même, s'était rompu, le cristallin s'était luxé, sous l'influence des mouvements du malade, dans le corps vitré et avait permis ainsi le passage des rayons lumineux.

J'ai observé moi-même un cas de guérison dans des conditions différentes mais non moins extraordinaires.

Un cultivateur atteint de cataracte, mais d'un seul côté, reçut, en soignant ses bœufs, un coup de corne de l'un d'eux sur son œil cataracté; cet accident est très fréquent dans les campagnes; mais ce qui l'est moins c'est que cet homme quelque temps après son accident, lorsque le sang épanché dans l'humeur aqueuse et dans le corps vitré fut résorbé, à son grand étonnement y vit de cet œil alors qu'il n'y voyait pas avant. Ici le cristallin avait été luxé sous la conjonctive où il se résorba sans doute, le malade n'ayant pas voulu que j'achève de l'en débarrasser, se trouvant suffisamment opéré par le premier chirurgien, un peu brutal, qui lui avait administré le coup de corne.

J'ai su encore qu'un de mes malades, affecté de cataracte double et complète, avait recouvré spontanément la vue d'un côté, ce qui ne peut s'expliquer, comme dans le cas de Wecker, que par une luxation spontanée du cristallin par rupture du ligament pectiné, soit dans le corps vitré, soit dans la chambre antérieure.

Mais, en somme, les cas de guérison par rupture spontanée du ligament suspenseur sont rares et, par traumatisme heureux, plus rares encore. Aussi les médecins se gardent bien de conseiller l'expectative et ont avec raison cherché plutôt à perfectionner la méthode opératoire.

Perfectionner ? On aurait le droit de se le demander, puisque, après des changements sans nombre, des changements si heureux que l'un d'eux donnait à son auteur, paraît-il, trois pour cent de plus de succès, alors que la méthode précédente lui en donnait déjà quatre-vingt-dix-huit pour cent; après toutes ces modifications, dis-je, on en est revenu, dans ces dernières années, au procédé de Daviel, au point de départ. Notre science doit-elle donc avoir pour emblème un serpent enroulé et dans sa prétendue marche en avant décrirait-elle seulement un cercle ? Non certes ! Si on est revenu au point de départ, les travaux faits depuis n'ont pas été stériles : telle méthode acceptée d'abord, repoussée ensuite comme méthode générale, a son application dans certains cas; de plus, même dans un système erroné, il y avait une part de vérité qui est resté, et, enfin, ce n'est que grâce aux recherches dans le domaine de la chimie, de la matière médicale, de l'outillage, que la méthode de Daviel, trop parfaite pour l'époque, puisqu'elle visait la perfection dans le genre, sans avoir les moyens de l'atteindre, a pu être appliquée avec succès.

Il est si vrai que l'extraction à grand lambeau était prématurée et d'une exécution difficile avec les ressources du siècle dernier, que, malgré l'éclat dont elle brilla tout d'abord, elle ne tarda pas à être délaissée par la plupart des chirurgiens qui lui préférèrent sa rivale, l'opération par abaissement.

Quoique revenus au point de départ, il y a eu donc progrès depuis, puisque cette même opération, qu'on repoussait comme dangereuse, donne aujourd'hui des succès presque constants.

HISTORIQUE

Il convient donc de suivre les divers procédés qui ont été employés, de voir ce que chacun avait de bon et ce qui peut être utilisé. Tous ont été essayés, on peut le dire, bons et mauvais, possibles et impossibles : l'œil a été ouvert de toutes les façons, à travers la cornée, à travers la sclérotique, sur la limite scléro-cornéenne, en bas, en haut, sur le côté, au milieu de la cornée ; l'incision a été grande, petite, avec lambeau, linéaire ; le cristallin a été enlevé avec ou sans sa capsule ; cette capsule a été ouverte de plusieurs manières, arrachée par quelques-uns ; l'extraction a été simple ou combinée, avec ou sans iridectomie ; enfin, quelques-uns ont conseillé de compléter l'opération par la discision de la capsule postérieure et la sortie d'une certaine quantité d'humeur vitrée, ce que d'autres ont regardé comme très dangereux. Les instruments ont varié comme les méthodes ainsi que les pansements consécutifs, et toutes ces méthodes ont donné de beaux résultats, surtout à leurs inventeurs, et ont constitué ou paru constituer un progrès. Mais procédons par ordre chronologique.

Ainsi que je l'ai dit plus haut, on a cru pendant longtemps que le cristallin était le siège de la vision et que la privation de cet organe devait entrainer la cécité ; on ne se doutait pas, par conséquent, que là, au contraire, était la cataracte ; ces erreurs furent acceptées et propagées par Galien et son école ; aussi les chirurgiens qui pratiquaient l'abaissement de la cataracte, croyaient abaisser un rideau situé en avant du cristallin.

Fabien d'Aquapendente, 1560, explique la cataracte par la formation d'une membrane au-devant du cristallin, tombant d'en haut, comme dans les villes ou places fortes les assiégés faisaient tomber devant les portes une herse interceptant le passage.

Guy de Chauliac recommandait de prendre garde, en abaissant la cataracte, de ne pas blesser le cristallin.

La cataracte était pour les médecins la goutte opaque, par opposition à la goutte sereine (paralysie ou lésion fond de l'œil, sans suffusion papillaire).

Il est même certain que les médecins confondaient la cataracte avec l'hypopyon et c'est ce qui explique l'opinion admise, sur l'autorité de Pline, que les Anciens connaissaient l'extraction de la cataracte. Il n'en est rien.

D'après Guérin, les Romains pratiquaient bien l'opération de la cataracte, dès trois cents ans avant notre ère, mais par abaissement. Du reste, bien longtemps avant eux, les Hindous et les Chinois paraissent aussi avoir connu cette opération.

Plus tard, les Arabes pratiquèrent l'abaissement et le broiement des cataractes, mais l'extraction n'a été faite que dans le dix-huitième siècle.

Plusieurs découvertes mirent sur la voie. Képler, en 1604, établit que le cristallin n'était pas le siège de la vision, comme on le croyait, mais seulement une lentille destinée à rassembler les rayons lumineux ; n'étant pas médecin, il ne s'occupa pas de la cataracte et de son siège.

En 1705 seulement, Bisseau établit le caractère anatomique de la cataracte. L'année suivante, Méry présenta un mémoire à l'académie sur la possibilité d'extraire la cataracte; ce n'était encore qu'une vue théorique, l'expérience n'avait pas été tentée. En 1707, Saint-Yves enleva une cataracte luxée dans la chambre intérieure. Enfin, dans les années qui suivirent, pendant la première moitié du dix-huitième siècle, Daviel, Du Petit, Duddel essayèrent des extractions de cataractes avec des succès divers.

Mais ce fut en 1752 seulement, après avoir opéré à Manheim la princesse palatine des Deux-Ponts, que Daviel présenta un mémoire à l'académie où il établit les règles de l'opération de cataracte par extraction, basées sur soixante et quelques observations.

Son manuel opératoire fort simple, offrait cependant bien des difficultés. Sans écarteur, sans pince fixatrice, avec un aide seulement pour maintenir les paupières, il pratiquait, au moyen d'un couteau lancéolaire, une incision sur le bord inférieur de la cornée, incision qu'il agrandissait ensuite, soit avec des ciseaux, soit avec un couteau mousse, de façon à détacher la cornée dans les deux tiers de sa circonférence (FIG. 1). Il discisait ensuite la capsule

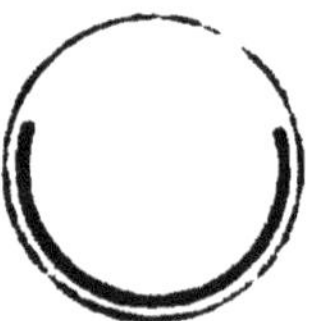

Fig. 1. — Daviel.

et, après avoir provoqué l'issue du cristallin, il s'empressait de pratiquer l'occlusion de l'œil pendant un temps fort long, en condamnant le malade au régime le plus sévère.

Daviel accusait soixante-treize pour cent de succès. Ses confrères furent-ils moins heureux, ou trouvèrent-ils ces résultats insuffisants? Ils s'empressèrent, dans tous les cas, de modifier la méthode. Trente ans après, en 1780, il y avait déjà dix-neuf méthodes d'extraction que Pellier de Quengsy décrit longuement. Il n'en est rien resté. Malgré ces perfectionnements réels ou prétendus tels, l'opération était bien chanceuse; aussi elle perdit beaucoup de sa faveur première, et l'abaissement plus facile, provoquant plus rarement les désastres de la panophtalmie, fut fait de préférence par un grand nombre de chirurgiens. Dupuytren, au commencement de ce siècle, n'opérait guère autrement. Cependant l'extraction n'était pas abandonnée; Jœger enlevait la cataracte, suivant le procédé de Daviel, mais par kératotomie supérieure et en réduisant un peu l'étendue de l'incision. Béer faisait la kératotomie inférieure, en la réduisant à la moitié de la circonférence cornéenne et en se servant du couteau triangulaire auquel il a donné son nom, couteau bien propre à éviter les blessures de l'iris et qui se trouve encore dans l'écrin de tous les oculistes. Enfin, Wenzel pratiquait une incision oblique inféro-externe.

En 1810, Gibson voulut ériger en méthode générale la pratique de la discision du cristallin quelque temps avant l'extraction, afin de faire sortir le noyau de la cataracte par une incision plus petite.

Ces méthodes, quelque peu modifiées, furent seules appliquées pendant la première moitié de notre siècle, par les partisans de l'extraction : détachement de la moitié de la cornée, en haut, en bas ou obliquement avec le couteau Béer, pour les cataractes dures; petite boutonnière avec le couteau lancéolaire pour les cataractes molles, à noyau peu volumineux.

En 1836, Roux, dont l'habileté opératoire est connue,

présenta à l'Institut un mémoire sur la comparaison de l'opération de la cataracte par abaissement et de l'opération par extraction ; il donna la préférence à cette dernière.

En 1850, de Arlt pratiquait la kératotomie inférieure. Desmarres, père, en 1858, faisait encore la kératotomie supérieure, l'incision suivant le bord cornéen à un millimètre de son bord et à un millimètre au-dessous du diamètre transverse. C'était toujours l'incision de Daviel à peine réduite, avec le couteau de Béer. Il conseillait la modification de continuer le lambeau cornéen par un petit lambeau conjonctival, de façon à faciliter la réunion immédiate.

Jusqu'à cette époque, les chirurgiens avaient craint pardessus tout de blesser l'iris ; la moindre piqûre était réputée très dangereuse, dangereuse à tel point que Daviel conseillait de ne pas continuer l'opération. Ce fut donc une bien grande révolution dans le monde ophtalmologique quand Schuft et Von Græfe, en Allemagne, Chritchett et Bowman, en Angleterre, conseillèrent presque simultanément, en 1860, de pratiquer l'excision d'un lambeau d'iris pour faciliter la sortie du cristallin. Ces chirurgiens s'étaient aperçu que les contusions, les tiraillements et les enclavements de l'iris étaient beaucoup plus dangereux qu'une section franche. Aussi, tous les oculistes ne tardèrent pas à adopter cette manière de faire. La sortie du cristallin pouvait avoir lieu par une ouverture en boutonnière pratiquée avec un couteau lancéolaire, à cicatrisation beaucoup plus rapide. Sans doute, la porte de sortie, ainsi faite, était souvent petite, insuffisante même, mais on n'y prit pas garde et on se contenta d'y remédier en inventant des curettes, des crochets propres à aider l'accouchement.

Chritchett et Bowman pratiquaient la kératotomie en

haut (FIG. 2); Schuft et Græfe sur le côté (FIG. 3); l'un et

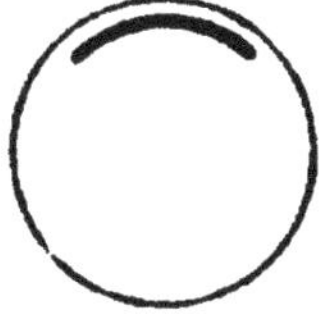

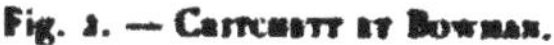

Fig. 2. — CRITCHETT ET BOWMAN.

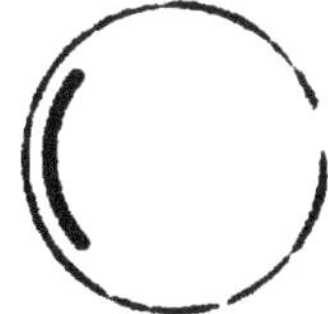

Fig. 3. — SCHUFT ET V. GRÆFE.

l'autre en plein tissu cornéen, à quelques millimètres de son bord.

La période d'engouement passée, il fallut bien reconnaître que les échecs, quoique par un autre mécanisme, étaient aussi fréquents qu'avant; les suppurations des lambeaux étaient peut-être plus rares qu'avec la méthode de Daviel, mais les iritis tardives à marche lente amenaient beaucoup plus souvent l'occlusion pupillaire et la cataracte secondaire. Il n'était que juste d'en rendre responsable l'insuffisance de l'ouverture.

Aussi, Jacobson, en 1863, gardant, des nouvelles méthodes, l'iridectomie, la réduction de hauteur du lambeau, mais rejetant les curettes, en pratiquant une ouverture suffisante, donna, à mon sens, une des meilleures méthodes qui aient été conseillées, meilleure assurément que celles qui la remplacèrent immédiatement et qui exagérèrent, en effet, le seul défaut qu'elle eût, celui d'empiéter sur la sclérotique. Son incision (FIG. 4) suivant le bord scléro-cornéen

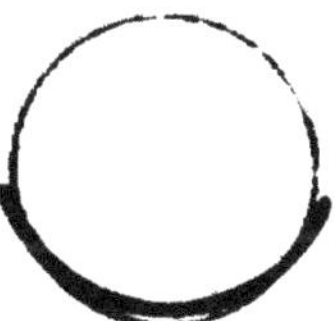

Fig. 4. — JACOBSON.

inférieur, se prolongeait de chaque côté de un ou deux millimètres sur la sclérotique. De cette façon, en pratiquant une large iridectomie, il obtenait une issue très facile du cristallin, tout en n'ayant pas un trop grand lambeau.

Grâce à cette facilité de sortie du cristallin avec la nouvelle méthode, Pagenstecher put pratiquer avec succès l'extraction du cristallin dans sa capsule, opération que Spéréno, en 1858, avait déjà pratiquée mais sans résultat, son incision étant insuffisante. L'opération de Pagenstecher, quelque brillants que fussent ses résultats, dans certains cas, ne fut pas acceptée et ne pouvait l'être comme méthode générale.

Enfin, 1865 vit naitre le fameux procédé linéaire de Von Græfe qui, avec le couteau étroit que son auteur inventa pour les besoins de la méthode, grâce à lui surtout, révolutionna l'oculistique. Par crainte de la nécrose et de la suppuration du lambeau, qu'il attribuait, avec quelque raison, à son excès de hauteur dans la méthode française, Von Græfe chercha à faire sortir le cristallin par une incision linéaire.

Il faut s'entendre par incision linéaire. Il est certain, en effet, que sur le globe de l'œil, corps sphérique, il ne peut être pratiqué une incision linéaire ; il faut donc entendre par là une incision telle, par exemple, qu'on la pratique avec un couteau de Græfe, qui, après avoir traversé l'œil par ponction et contre-ponction de la cornée, chemine en avant, perpendiculairement au plan de l'iris, au lieu de cheminer parallèlement à cette membrane comme dans la kératotomie à lambeau. Si l'on réunit la ponction et la contre-ponction par une ligne droite, qui constitue l'incision linéaire, l'incision à lambeau sera celle qui, cheminant après la contre-ponction, en haut ou en bas parallèlement ou très obliquement au plan de l'iris, détachera un lambeau dont la hauteur sera mesurée par la distance qui sépare l'incision linéaire du sommet du lambeau. Græfe poursuivant le maximun de linéarité arriva à faire un lambeau de deux tiers à trois quarts de millimètre de hauteur seulement; pour cela, afin de pouvoir arriver à faire une ouverture suffisante, il transporta son incision sur la limite supérieure extrême de la chambre antérieure, incision empiétant de deux millimètres de chaque côté sur la sclérotique (FIG. 5).

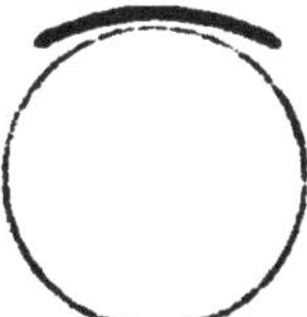

Fig. 5. — V. GRÆFE.

Une large iridectomie était, bien entendu, nécessaire.

Malgré les imperfections évidentes de la méthode, résultant surtout du danger de blesser la région ciliaire, d'ouvrir le canal de Schlem, de contusionner les bords de la plaie en faisant sortir les cristallins volumineux par une ouverture insuffisante, cette méthode, dont il n'est resté que le couteau, eut un succès immense. Presque tous les chirurgiens l'adoptèrent, abandonnant la méthode française.

Je dois cependant citer Dehasner, Desmarres, Fano qui s'élevèrent contre l'engouement général et repoussèrent le procédé allemand.

Pendant dix ans, période bien longue pour notre temps, la nouvelle méthode régna. En 1875, encore, Galézowski s'en déclarait satisfait. La linéarité de l'incision paraissait un progrès si réel, on avait tellement peur du grand lambeau, qu'on aurait cru revenir en arrière, vers de fâcheuses erreurs, en ne cherchant pas la perfection dans la linéarité. Toutes les statistiques assuraient, du reste, de bons résultats : quatre-vingt-quinze, quatre-vingt-dix-huit succès pour cent, mieux encore. Il est certain que, grâce au blépharostat, à la pince fixatrice, au couteau étroit, au nettoyage plus parfait de la chambre antérieure, les résultats étaient excellents, ce qu'on attribuait à la coaptation, meilleure conséquence de l'incision linéaire.

Il fallut bien reconnaître cependant que les guérisons lentes, les cataractes secondaires, les iritis et les irido-cyclites étaient fréquentes ; il y eut même des ophtalmies sympathiques sur l'œil non opéré, accident absolument inconnu dans la méthode française.

Aussi, sans abandonner complètement l'incision linéaire, ceux-là même qui l'avaient recommandée avec le plus de chaleur, cessèrent de poursuivre le maximum de linéarité. En 1869, de Wecker donnait déjà deux millimètres de hauteur à son lambeau ; il pratiquait du reste son incision comme de Græfe, dans la sclérotique et dans la partie supérieure de la chambre antérieure, mais en faisant la ponction et la contre-ponction à deux millimètres au-dessous du sommet de la cornée, de façon à détacher un lambeau de deux millimètres de hauteur. Galézowski et Warlomont entrèrent aussi dans la même voie.

En 1872, Liébreicht, un des plus ardents partisans de la méthode allemande, la modifiait aussi et ramenait, sur le tissu de la cornée, l'incision qui empiétait à ses deux extrémités seulement sur la sclérotique (FIG. 6).

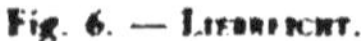

Fig. 6. — Liebreicht.

C'était la kératotomie de Jacobson, un peu plus haute seulement.

En 1872, Lebrun proposait d'abandonner l'incision linéaire et préconisait la kératotomie dite à petit lambeau (FIG. 7). Il réduisait aussi les dimensions de l'iridectomie.

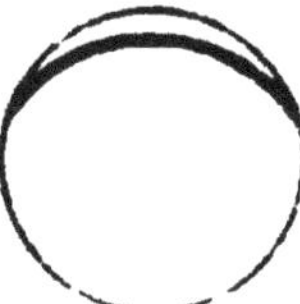

Fig. 7. — LEBRUN.

Mais les oculistes ne tardèrent pas à se demander si l'iridectomie, nécessaire dans la méthode allemande et qui avait été considérée comme un progrès, était bien réellement avantageuse alors que la méthode allemande était abandonnée. Quelque inoffensive qu'on l'eût reconnue, il y avait là une mutilation choquante, au point de vue esthétique, qui déformait la pupille et occasionnait des images moins nettes. De plus, la présence d'un aide était rendue nécessaire pour pratiquer cette iridectomie. Les inconvénients étaient moindres, sans doute, avec l'iridectomie supérieure, mais sensibles cependant.

La plupart des oculistes essayèrent donc de se passer aussi de l'iridectomie, mais ils ne le firent d'abord qu'exceptionnellement, dans les cataractes dures, chez les malades bien dociles. Mais, lorsque par la découverte de l'ésérine, on eut les moyens de réduire l'iris hernié et de maintenir sa contracture, l'iridectomie devint une exception. L'application de l'antisepsie à la chirurgie oculaire ayant rendu les suppurations excessivement rares, on ne craignit plus de pratiquer des lambeaux suffisants et les oculistes en masse abandonnèrent la méthode allemande, dont ils ne gardèrent que le couteau, pour revenir à la belle méthode française qui, grâce aux ressources dont elle disposait, donnait des résultats parfaits et constants. Enfin, l'anesthésie locale, obtenue par la cocaïne, venant supprimer les mouvements réflexes involontaires et les mouvements brusques si dangereux, faisait disparaître ce que l'opération de la cataracte avait encore d'incertain et de chanceux.

Il ne faut pas croire cependant que tous les oculistes opèrent aujourd'hui exactement de la même façon. Tout en adoptant la méthode française à lambeau, sans iridectomie, comme méthode générale, chacun y apporte le cachet de sa personnalité.

Panas (FIG. 8), pratique une incision intéressant les

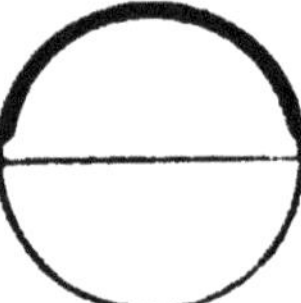

Fig. 8. — PANAS.

deux tiers de la circonférence cornéenne. C'est lui qui a conseillé aussi les injections antiseptiques intra-oculaires, que je considère comme très utiles.

De Wecker (FIG. 9), pose comme règle de détacher

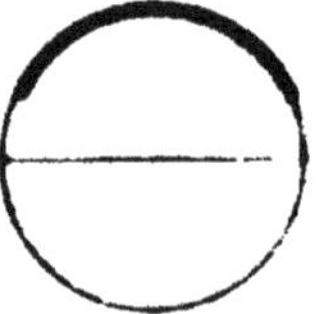

Fig. 9. — DE WECKER.

exactement le tiers supérieur de la cornée.

Galézowski (FIG. 10), en 1882 du moins, pratiquait

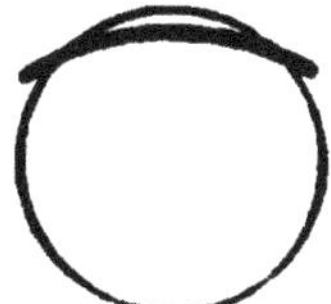

Fig. 10. — GALÉZOWSKI.

une incision empiétant un peu à ses extrémités sur la limite scléro-cornéenne ; le lambeau était moins haut que dans les méthodes précédentes et n'arrivait pas à la limite cornéenne.

Fieuzal, en 1886, opérait encore, avec ou sans iridectomie, un nombre presque égal de malades.

Enfin, pour être complet, je dois énumérer quelques procédés qui ont eu peu de succès, sans influence sur les idées courantes et dont je n'ai pas parlé en leur temps :

Procédé d'extraction par la sclérotique, derrière l'iris, des plus dangereux.

Extraction par une incision suivant le diamètre transverse de la cornée (FIG. 11), Kuchler, de Darmstadt. —

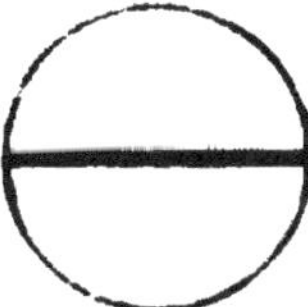

Fig. 11. — KUCHLER, DE DARMSTADT.

Par le même procédé, suivant une ligne parallèle, mais plus élevée, Notta.

Méthode de Weber par ponction, avec couteaux lancéolaires de différentes grandeurs et proportionnés au diamètre de la cataracte.

Méthode consistant à pratiquer systématiquement la discision de la capsule postérieure, avec issue du corps vitré, pour prévenir la formation de la cataracte secondaire, Deloulme.

Suture du lambeau avec un fil de soie, Wiliam, de Boston.

Section d'un lambeau quadrangulaire.

Opération, en deux temps de Mooren : iridectomie d'abord, puis extraction de la cataracte, quinze jours après.

CONCLUSION

De toutes ces méthodes, dont je n'ai indiqué que les principales, de tous ces travaux qui ont tout au moins une valeur expérimentale, est-il resté quelque chose ? La statistique, à elle seule, permettrait de répondre affirmativement.

Daviel, en effet, accusait soixante-treize pour cent de succès, et on connait l'indulgence paternelle d'un inventeur pour sa méthode et le choix qu'il fait des malades, de façon à écarter les cas dangereux. Aujourd'hui, les oculistes accussent de quatre-vingt-quinze à quatre-vingt-dix-huit pour cent de succès ; et si l'on faisait un choix de malades non cachectiques, calmes, et en opérant dans de bonnes conditions de milieu, le succès pourrait être considéré comme certain. Même sans faire ce choix, des séries de cent opérations, sans insuccès, ne sont pas rares. J'ai eu la bonne fortune, quant à moi, de n'avoir pas eu un seul insuccès pendant l'année 1886. Un de mes malades n'a recouvré, il est vrai, qu'une vue très imparfaite, malgré la réussite de l'opération elle-même ; mais il était atteint, en même temps que de la cataracte, d'un décollemant de la rétine, que je n'avais pas diagnostiqué avant l'opération.

Il est donc bien vrai que, tout en étant revenu à la méthode de Daviel, on a fait de grands progrès depuis, non seulement dans l'excécution de la méthode générale, mais encore par l'application raisonnée de procédés différents à des cas spéciaux. Les travaux qui ont donné naissance à ceux-ci n'ont pas été stériles.

Il convient donc de ne pas terminer cette étude par l'exposé succint d'un procédé, le meilleur d'après les idées du jour, mais de choisir, dans chaque méthode, ce qu'il y a de bon et d'applicable dans certains cas.

Prenons chaque temps de l'opération :

Pour l'incision d'abord, il paraît bien établi qu'une section portant sur le tissu de la cornée seulement ou de la région scléro-cornéenne, tout au plus, est préférable à la sclérotomie. L'écoulement du sang accompagnant la section de la sclérotique et de la conjonctive, le danger de contusionner la région ciliaire, l'ouverture du canal de Schlem, l'infection plus facile d'une plaie ainsi faite, toutes ces raisons ont décidé les oculistes à pratiquer la kératotomie. Les résultats leur ont donné raison.

La kératotomie supérieure, facile avec le blépharostat, que n'avait pas Daviel, est préférable à la kératotomie inférieure. En haut, la paupière supérieure remplit l'office d'un bandeau protecteur agissant sur les deux lèvres de la plaie et maintenant l'affontement, tandis que, dans la kératotomie inférieure, la section étant placée, en partie, sous la fente palpébrale, la coaptation est moins parfaite et de plus, au moindre clignotement du malade, alors que la cicatrisation est peu solide, la chambre antérieure peut se vider et amener une hernie de l'iris. Cependant, chez un malade indocile, impressionnable, tenant ses yeux convulsivement tournés en haut, comme j'en ai observés, la kératotomie inférieure est préférable : c'est quelquefois la seule possible.

Enfin, cette ouverture elle-même doit être suffisante, pour permettre l'accouchement facile du cristallin sans tiraillements. Or, un point bien établi, résultat le plus clair de la méthode allemande à la recherche de la linéarité de l'incision, c'est que une incision linéaire ne peut donner une ouverture suffisante, pour la plupart des cataractes des vieillards. Il est reconnu, d'un autre côté, que plus un lambeau est étendu, plus il a de hauteur, plus la cornée a de la tendance à se mortifier, moins la coaptation est facile. Il convient donc de prendre un juste milieu, de proportionner l'ouverture au volume probable de la cataracte et, tout en évitant un lambeau trop élevé, de renoncer à pratiquer une incision linéaire.

Daviel décollait les deux cinquièmes de la périphérie cornéenne : c'était trop. On n'a jamais besoin de dépasser la moitié ; Panas conseille les deux cinquièmes ; de Wecker pose comme règle absolue, le décollement exact du tiers supérieur de la cornée : c'est insuffisant dans certains cas. D'après moi, il ne saurait y avoir de règle absolue. Tandis que pour les cataractes volumineuses (le volume probable de la cataracte peut être généralement reconnu avant l'opération), les extrémités de l'incision devront partir des extrémités du diamètre transverse et décoller la moitié de la périphérie cornéenne. Dans la plupart des cas, cette incision pourra commencer à un ou deux millimètres au-dessus du diamètre transverse, de manière à détacher deux cinquièmes ou un tiers de la circonférence. L'incision linéaire, pratiquée avec le couteau de Græfe ou avec un couteau lancéolaire, a aussi ses applications dans les cataractes peu volumineuses ou molles, dans les cataractes traumatiques ou bien après une discision, pour donner issue au noyau. La coaptation parfaite rend dans cette méthode la cicatrisation très rapide.

Je préfère, quant à moi, une incision (FIG. 12), se

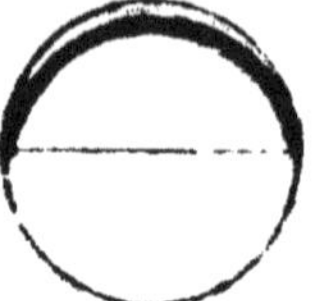

Fig. 12. — PECHDO.

rapprochant de celle de Galézowski, mais en restant sur le terrain de la cornée. Au lieu de cheminer, comme Panas et de Wecker, sur la limite cornéenne, je m'éloigne de ce bord de deux millimètres environ à son sommet. Tout en ayant une ouverture bien suffisante, la hauteur du lambeau est moindre et de plus la hernie de l'iris est moins facile. On évite aussi de cette façon toute hémorragie.

On arrive par ce procédé à reproduire presque exactement, dans les cataractes peu volumineuses, la kératotomie à petit lambeau de Lebrun (FIG. 13).

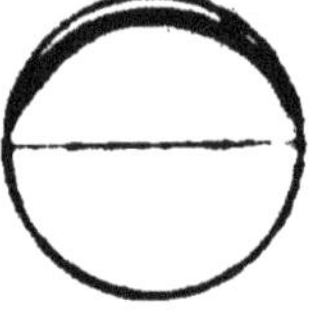

Fig. 13. — PECHDO.

L'iridectomie est aujourd'hui bien delaissée ; mais est-ce à dire qu'elle ne puisse plus rendre des services ? L'iridectomie, qui, à ses débuts, facilitait l'issue du cristallin et la discision de la capsule, diminuait les iritis graves et les phlegmons de l'œil, en les prévenant par un iritis traumatique sans danger. L'iridectomie, qui facilitait le nettoyage *post* opératoire, évitait les cataractes secondaires, rendait les hernies de l'iris presque impossible prévenait les glaucomes ; l'iridectomie aurait-elle tout d'un coup, comme par décret, perdu ces merveilleux avantages ?

Assurément non ; nos théories ne sauraient changer la nature des choses, nous tombons seulement d'un engouement irréfléchi, dans un dédain moins raisonnable encore. Nous avons appris, il est vrai, à nous passer de l'iridectomie dans la plupart des cas, mais que de services cette opération peut rendre encore à celui qui sait s'en servir au moment opportun ! Aussi la démonstration que l'iris pouvait être impunément sectionné est-elle la découverte la plus utile qui ait été faite depuis Daviel.

Sans doute, la méthode française est moins brutale, la mutilation moindre, et, au point de vue esthétique, le résultat plus beau ; mais l'acuité visuelle *post* opératoire n'est pas en général meilleure. Mon expérience personnelle, confirmée par l'observation des cas opérés ailleurs, me permet de l'affirmer ; j'entends parler, bien entendu, de la méthode combinée par iridectomie supérieure, où la brèche pupillaire est masquée par la paupière, qui intercepte en même temps les rayons trop périphériques. Quant au tant pour cent de succès, je crois qu'à appliquer systématiquement le procédé simple, à tous les cas d'une série et le procédé combiné à tous les cas d'une série égale, celle-ci donnerait moins d'insuccès que celle-là. La statistique des opérations pratiquées aux Quinze-Vingt, par Fieuzal, qui pratique très souvent l'opération combinée, confirme cette manière de voir.

Il convient donc de faire un choix et d'user des facilités que donne l'iridectomie, dans les cas où elle peut rendre service.

L'iridectomie est presque indispensable dans les cas de

cataracte compliquée de nombreuses synéchies postérieures de l'iris. Elle facilite la discision de la capsule, qui offre, dans ce cas, des difficultés et permet l'issue du cristallin, qu'on ne pourrait souvent effectuer sans cela.

L'iridectomie est encore formellement indiquée lorsque, dans l'exécution de la kératotomie, l'iris est venu se placer devant le tranchant du couteau et a été blessé, il convient de sectionner le lambeau blessé. Pour le même motif, dans l'opération de la cataracte traumatique, avec lésion de l'iris, il est bon d'enlever nettement un lambeau d'iris.

Lorsque l'iris aura été fortement contusionné, tiraillé par le passage du cristallin, lorsque, encore, il se produira une hernie qu'on ne pourra réduire ou qui se reproduira avec facilité, dans tous ces cas une iridectomie sera très utile et pourra éviter un désastre. Il va sans dire que la section de l'iris suivra, dans ces derniers cas, la sortie du cristallin, au lieu de la précéder.

La méthode combinée parait aussi indiquée et a, en effet, été recommandée, pour les yeux un peu durs, pour lesquels on peut craindre un glaucome consécutif; mais, en somme, ces cas de glaucome sont excessivement rares.

L'iridectomie me paraît plus utile dans les cas de cataracte capsulo-lenticulaire, soit que l'on veuille essayer d'abord de la méthode de Pagenstecher, (extraction du cristallin dans sa capsule), soit que l'on préfère enlever la capsule opaque, après avoir extrait le cristallin.

Enfin, l'iridectomie sera une aide précieuse, d'une façon générale, dans tous les cas où l'opérateur peut craindre et trouve, en effet, un nettoyage difficile des masses corticales, qui pourraient occasionner une cataracte secondaire ou une guérison difficile et incomplète : cataractes demi-molles, visqueuses, adhérentes à la capsule, insuffisamment mûres, comme on les opère trop souvent, cataractes des diabétiques, cataractes liquides à noyau flottant. Cette énumération incomplète des cas où l'iridectomie est utile, montre bien qu'on aurait tort d'obéir à la mode et de la délaisser complètement.

Pour les cataractes bien mûres, dures, sans complications, des vieillards, la méthode française est incontestablement supérieure. Dans les cas moins simples, l'iridectomie rend des services à qui sait s'en servir.

La discision de la capsule a été pratiquée de plusieurs façons, mais je ne m'étendrai point sur ce sujet, tous les oculistes étant d'accord, aujourd'hui, sur la nécessité de pratiquer une large capsulotomie. Je n'attache pas grande importance à la forme et à l'emplacement qu'on a voulu fixer à l'ouverture : somme toute c'est le cristallin qui, à sa sortie, fait cette ouverture indépendante de la façon dont on a déchiré la capsule, que ce soit en long ou en travers, à son pôle ou à son équateur. On a proposé, sans grand avantage, d'ouvrir la capsule avec le couteau qui vient de pratiquer la ponction, avant d'avoir fait la contre-ponction. C'est s'exposer à faire mal pour faire vite. On a inventé encore des pinces kystitomes disposées de façon à pouvoir extraire la capsule déchirée. Cette extraction constitue un sérieux avantage. Elle n'est pas toujours facile et expose à des tiraillements. Aussi, qu'on se serve ou qu'on ne se serve pas de ces pinces, il convient d'essayer toujours d'enlever les débris de capsule, mais d'insister seulement dans le cas d'opacité de cette capsule (cataracte capsulaire ou cataracte capsulo-lenticulaire).

Enfin, quoique je repousse absolument, comme méthode générale, la discision de la capsule postérieure, il y a lieu toutefois de la pratiquer, lorsque, chose rare, elle est opaque. La cataracte capsulaire-postérieure a été contestée : je l'ai cependant observée une fois.

La méthode d'extraction du cristallin dans sa capsule, mauvaise en général, doit être néanmoins essayée dans les cas de cataracte capsulo-lenticulaire. Elle a des chances de réussir pour les cataractes anciennes et chez les personnes âgées, le ligament pectiné étant dans ces cas sclérosé ; mais si, après quelques essais, le ligament résiste, il vaut mieux ne pas insister et pratiquer la discision suivie de l'extraction de la capsule.

P[illegible] un choix judicieux entre ces méthodes, fruit de[illegible] tra[illegible] de nos devanciers, grâce à la perfection des instruments dont nous disposons aujourd'hui : blépharostat, pince fixatrice, curette, etc. ; grâce à l'arsenal de remèdes que la matière médicale et la chimie viennent offrir et qui livrent l'œil à la merci du chirurgien : cocaïne pour endormir la douleur et rendre l'organe docile ; ésérine, pilocarpine pour réduire l'iris hernié et contracter la pupille ; atropine, duboisine, daturine, hyoscyamine pour la dilater et décongestionner l'iris ; antiseptiques pour nettoyer et stériliser le champ de bataille ; grâce à tous ces moyens, que n'avait pas Daviel, l'opération de la cataracte, si chanceuse au siècle dernier, est devenue facile et assurée du succès. Elle est restée toutefois délicate et ne veut ni faute ni hésitation. Autant une opération de cataracte bien menée paraît facile, autant ou plus facilement encore le moindre contre-temps peut amener un échec.

Aussi il faut, avec le plus grand soin, prendre garde à tout ce qui pourrait contrarier la marche régulière de l'opération et de ses suites : conditions d'air, de milieu, accumulation de malades plus nuisible encore ici que pour la chirurgie générale ; surexcitation nerveuse, inquiétude du malade et du chirurgien aussi, qui enlèverait à l'un la possession de soi-même et la tranquilité, à l'autre la sûreté de main indispensable. Les pansements consécutifs et le traitement immédiat des complications qui peuvent se produire méritent aussi la plus scrupuleuse attention et peuvent souvent décider du succès.

Malgré le plus heureux résultat, un œil opéré de la cataracte n'est pas, sans doute, un organe excellent : c'est un œil sans cristallin et, par conséquent, sans accommodation, dont la réfraction défectueuse doit être corrigée par des lunettes.

Mais que de services rend encore cet organe, qui s'ouvre au jour une seconde fois, désormais à l'abri de la cataracte et dont l'écran sensible, impressionné de nouveau par le monde extérieur, fait revivre l'être tout entier d'une vie nouvelle!

— Villefranche, imprimerie Paul Cestan. —

www.ingramcontent.com/pod-product-compliance
Ingram Content Group UK Ltd.
Pitfield, Milton Keynes, MK11 3LW, UK
UKHW012305240726
13966UKWH00004B/1651

9 782012 785557